Anselme Payen

Le Thé

Son rôle hygiénique et ses diverses préparations

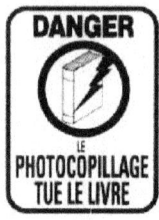
ISBN : 978-1543217384

10 9 8 7 6 5 4 3 2 1

Anselme Payen

Le Thé

Son rôle hygiénique et ses diverses préparations

Table de Matières

Introduction

Trois plantes exotiques fournissent la base des principales boissons alimentaires et aromatiques introduites aujourd'hui dans le régime habituel des nations. Depuis l'époque où l'usage de ces boissons s'est établi, toutes n'ont pas rencontré une faveur égale. Pour des causes que nous chercherons à expliquer, c'est tantôt l'une, tantôt l'autre, qui a dominé dans la consommation générale ; chacune de ces boissons salutaires n'en concourt pas moins pour sa part à développer le bienfaisant usage du sucre et à diminuer le dangereux abus des liqueurs et préparations alcooliques.

On sait déjà comment on obtient du périsperme ou noyau d'une petite cerise aigrelette cueillie sur un arbrisseau originaire d'Arabie le produit remarquable connu sous le nom de café ; on sait aussi comment d'un fruit beaucoup plus volumineux on extrait les nombreuses amandes qui constituent le cacao[1]. On prépare la boisson connue sous le nom de thé avec des produits en apparence bien différents, avec les feuilles d'un arbrisseau qui, dans certaines circonstances favorables de culture, atteint presque les proportions d'un arbre de moyenne grandeur. La culture de l'arbre à thé, la dessiccation et l'exportation des précieuses feuilles d'où l'on tire le breuvage si recherché en Chine et dans l'Europe du nord, le rôle alimentaire de la plante aromatique, marquent l'ordre et les divisions naturelles d'une étude dont le but principal serait de rechercher l'influence que peut exercer l'usage du thé sur l'hygiène et la salubrité publique.

Section I

C'est dans la famille des *camellias*[2] que les botanistes rangent la plante originaire de la Chine appelée *tcha* dans le Céleste-Empire, *tsjaa* au Japon, *tea* en Angleterre, et *thé* en France. Pour le consommateur, il n'existe guère que deux thés, le *vert* et le *noir*, qui cependant ne diffèrent l'un de l'autre que par les effets des procédés de conservation. La science distingue le *thea viridis* ou thé vert (c'est la variété que l'on cultive le plus généralement) du *thea bokœa*, recueilli, comme l'indique son nom, dans la province chinoise de Bohee, et du *thea latifolia* ou thé à larges feuilles. C'est au savant voyageur Kaempfer qu'on doit les premières notions exactes sur cette plante, vaguement désignée comme une herbe par Leinschotten, omise par Tournefort dans sa classification méthodique, et classée à son vrai rang, d'après Kœmpfer, par Desfontaines, Ventenat, de Jussieu, Richard et de Mirbel[3]. Quant aux propriétés aromatiques du thé, aux moyens d'en obtenir une suave et bienfaisante boisson, la Chine et le Japon les connurent à des temps très reculés, et en livrèrent aussitôt le secret à l'Inde, à l'Arabie et à la Perse. L'usage du thé ne se répandit au contraire que fort tard en Europe. C'est dans le cours du XVIIe siècle que l'on commença d'y apprécier, grâce aux armateurs hollandais[4], la boisson tirée de la plante chinoise. En 1769, l'Angleterre ne recevait cependant que cinquante-six kilos de thé de la compagnie hollandaise des Indes[5]. Quelques années plus tôt, en 1763, le capitaine suédois Eckberg avait pu amener vivant en Europe le frêle arbrisseau, grâce aux précautions qu'il avait prises en plaçant, d'après les conseils de Linné, à son départ de Canton pour Gothenbourg, des graines de l'arbre à thé, fraîchement recueillies, dans des pots remplis de terre argilo-sableuse. En définitive, le rôle principal dans la culture et dans la préparation du thé reste à la Chine, mieux placée qu'aucun autre pays pour exploiter cette ressource naturelle ; c'est là aussi qu'il faut étudier les opérations destinées à introduire ce précieux produit dans l'usage et dans la consommation de l'Europe.

Les terres regardées comme les plus favorables à la végétation productive du thé se trouvent en Chine sur les coteaux situés entre le 42-9e parallèle et l'équateur, plus particulièrement encore du 22-9e au 32-9e degré de latitude, où les températures estivales de juillet et août oscillent entre 33 et 38 degrés, tandis que, durant les mois d'hiver les plus froids, le thermomètre peut descendre à zéro. Partout en Chine on a pu constater que les terrains bas et humides, les plaines mal égouttées, qui conviennent à la culture du riz, sont très défavorables à la végétation du thé. Cet arbrisseau exige à la fois un air habituellement humide et un sol comparativement sec, léger, sablonneux, mais assez fertile pour se passer de riches fumures, et compenser par la nourriture abondante fournie à la plante l'affaiblissement que ne peut manquer de produire la cueillette répétée des feuilles. Ce n'est qu'exceptionnellement, et avec beaucoup de ménagements, que dans cette culture on peut mettre à profit les irrigations. Si l'eau et l'humidité sont indispensables à certaines époques pour le succès de la plantation, il faut les attendre seulement des phénomènes météoriques, brouillards et pluies, qui se reproduisent assez régulièrement dans les contrées privilégiées pour la culture du thé. On a signalé, il est vrai, les beaux résultats obtenus dans les plantations du district de Hwuy-chown établies en plaine, non loin de la ville de Tun-che, mais il importe de faire remarquer que des coteaux avoisinent ces plantations florissantes, traversées d'ailleurs par une rivière encaissée de cinq ou six mètres, qui offre ainsi un moyen naturel d'assainissement ou d'égouttage spontané des eaux souterraines.

En Chine, les pluies abondantes commencent vers la fin du mois d'avril, et par intervalles assez rapprochés se reproduisent jusqu'au mois de juin. Ce n'est précisément qu'à l'époque où l'air se charge de vapeurs aqueuses que les premiers bourgeons et les jeunes feuilles encore couvertes d'un léger duvet, destinés à la préparation du thé péko, le plus estimé, doivent être cueillis, car alors la plante n'est pas exposée à se dessécher vers les extrémités grêles de ses rameaux. D'ailleurs les pluies sur lesquelles on a dû compter tombent bientôt d'une façon assez abondante pour favoriser la pousse et le développement des secondes feuilles, qui fournissent la plus grande et la plus importante partie de la récolte.

Le thé généralement se propage à l'aide des semis ; les graines globuleuses oléifères de cette plante ne conservent leurs propriétés germinatrices que stratifiées sous la terre. On les dépose dans de petites cavités creusées en quinconce à des distances de 1 mètre, 1 mètre 1/2 ou 2 mètres au plus, les unes des autres, réservant le maximum d'espace pour les cultures effectuées sur les terres les plus riches et réciproquement. Il n'y a plus guère d'autres soins à donner ensuite à la plantation que d'enlever les herbes parasites et de biner la superficie du sol. Avant de cueillir les feuilles, on attend qu'une végétation de trois années ait donné à l'arbuste une force suffisante. Parfois on le recèpe près du tronc afin d'obtenir des rejetons plus vigoureux.

Les fermes nombreuses, mais de peu d'étendue, de 2 ou 4 hectares environ, où l'on cultive le thé, dans les provinces du nord de la Chine, présentent pour la plupart un terrain très fertile et légèrement sablonneux. Chaque fermier réserve sur le produit de sa petite plantation l'approvisionnement nécessaire à la consommation de la famille ; le surplus est destiné à la vente. La classe des petits cultivateurs en Chine a conservé des mœurs patriarcales : on remarque dans tous les travaux agricoles la direction suprême imprimée au groupe des travailleurs, hommes, femmes et enfants, par le chef vénéré, grand-père ou aïeul. C'est à la coopération active de toute une famille dans les opérations rurales, et au prix modique de la nourriture, composée principalement de riz, de poissons et de plantes alimentaires (courges, tubercules, fruits), que l'on doit attribuer le bon marché de la main-d'œuvre, qui rendrait en beaucoup de cas la concurrence bien difficile, avec les produits chinois.

Dans l'intérieur des terres, vers la région montagneuse du Fo-kien *pays heureux*), à 600 ou 900 mètres au-dessus du niveau de la mer, se rencontrent les principaux districts à *thé noir*, d'où vient la plus grande partie des produits consommés en Angleterre, en Hollande, en Belgique et en France. La température du district de Foo-chow-soo, dans cette région, est intermédiaire entre celle de Hong-kong au sud et celle de Shang-haï au nord ; elle atteint de 30 à 36° 6 du thermomètre centésimal français de juin à la fin de juillet, et descend de 33 à 35 degrés durant l'intervalle qui sépare les mois d'août et de janvier. On comprendra sans peine que, sur les coteaux du Fo-kien, situés au sud, la plante, végétant sous un climat plus chaud, parvienne à une plus grande hauteur, qu'ainsi les arbustes à thé noir près de Foo-chow soient plus élevés que les arbrisseaux des districts à thés verts du nord. Ces distinctions au surplus entre les contrées à thé vert et à thé noir ne sont fondées que sur les habitudes locales de la fabrication, car, après de longues incertitudes et de nombreuses controverses, il demeure aujourd'hui constant, suivant les auteurs et les voyageurs les plus accrédités, que les deux sortes de produits, si différents quant à leur action dans l'économie animale, sont obtenues dans les meilleures fermes chinoises avec les feuilles de la même plante, désignée par les botanistes sous le nom de *thea viridis*.

Les caractères distinctifs entre les thés *noir* et *vert*, quelque notables qu'ils soient, dépendent des procédés particuliers de préparation ; mais ces thés ont aussi des caractères communs. Ce qui est généralement reconnu par exemple, c'est que les premières pousses des arbustes, jeunes organes foliacés couverts encore de leur duvet à reflets blanchâtres, donneront toujours le thé le plus délicat, doué de l'arôme le plus suave ; la deuxième cueillette des feuilles, plus développées, produira toujours aussi les thés les plus abondants, parmi lesquels se rencontrent la plupart des qualités commerciales estimées généralement en usage ; en récoltant les troisièmes et quatrièmes feuilles, plus grandes encore, offrant une plus forte structure, un tissu plus résistant, on ne saurait obtenir que les thés, verts ou bruns, moins agréables au goût, exhalant une odeur moins douce et n'ayant qu'une moindre valeur commerciale.

Suivant l'âge des feuilles recueillies, les procédés de dessiccation varient. On obtient le *thé vert normal* par une dessiccation assez rapide pour ne laisser que peu de prise aux fermentations ou altérations spontanées, et conserver ainsi le plus possible aux feuilles la coloration naturelle ; on produit le *thé noir* par une méthode différente : la dessiccation s'effectue plus lentement, et la feuille est ainsi livrée à une sorte de macération qui en modifie la couleur et rend aussi moins actives les propriétés de la plante. Ces deux méthodes de dessiccation rappellent les procédés de fanage usités dans nos campagnes, et qui nous donnent soit les foins desséchés rapidement, dont la couleur verdâtre a peu changé, soit les *foins bruns*, obtenus à l'aide d'altérations particulières. Pour les fourrages comme pour le thé, ces différences de couleur correspondent à des différences de propriétés. On a remarqué en France que d'assez notables dérangements survenaient dans la santé des animaux nourris avec des fourrages verts, tandis qu'on obtenait d'excellents effets des mêmes plantes, soumises à une simple macération en tas durant 36 ou 48 heures. Un de nos plus habiles agronomes, M. Decrombecque, a fondé sur ces observations une méthode qui lui permet d'utiliser dans les rations alimentaires de ses animaux toutes les feuilles vertes récoltées dans ses exploitations rurales. D'autres éleveurs, amis du progrès, ont été amenés à des tentatives plus hardies encore par l'analogie qu'on vient de signaler entre les procédés de préparation du thé et des foins. Ils ont essayé, non sans succès, d'appliquer des *infusions de foin* à l'alimentation des jeunes animaux de l'espèce bovine. Les analyses faites de ces liquides par

Anselme Payen

un savant professeur de chimie ont constaté que dans cette série d'expériences les novateurs étaient complètement d'accord avec les données fondamentales de la science.

Il ne suffit pas toutefois d'exposer en traits généraux les principes de la culture et de la préparation du thé : c'est la pratique même, qu'il faut étudier. Plaçons-nous un moment au milieu d'une famille chinoise, comprenant deux ou trois générations de travailleurs. Hommes, femmes, vieillards, enfants, chacun ici a son rôle. La première cueillette donnera, on le sait déjà, le thé le plus fin. C'est vers le 15 avril qu'on effectue cette importante récolte dans les nombreuses fermes des districts à thé vert du nord, aux environs de Ning-po. Les feuilles subissent sur un feu léger deux dessiccations entre lesquelles a lieu une exposition à l'air. Ce premier produit est tellement supérieur par la finesse de l'arôme, qu'on le réserve pour un commerce exceptionnel, ou pour être offert en cadeau aux personnages éminents de l'empire. Il est connu sous la dénomination de *jeune hyson*, qui indique l'état des folioles encore jeunes employées à le préparer. On s'expliquera aisément le haut prix et la rareté du *jeune hyson*, si l'on tient compte des circonstances de la récolte. Non-seulement en effet les bourgeons d'un faible volume produisent peu et nécessitent une main-d'œuvre dispendieuse, mais encore, en enlevant ainsi aux arbustes une proportion notable de leur sève ascendante avant que les organes foliacés soient assez développés pour puiser dans l'atmosphère une partie de leur nourriture, on affaiblit la plante, et la production totale s'amoindrit.

Cependant, lorsque les pluies sur lesquelles on compte dans cette saison surviennent à temps, que la terre détrempée est en outre assez fertile pour fournir en abondance une sève nouvelle, le mal est bientôt réparé : la végétation reprend son cours avec vigueur, et dès les premières journées du mois de mai un riche feuillage aux teintes vertes foncées décore les plantations, et fournit la récolte la plus abondante, doublement productive, car le thé qui en provient est d'une qualité meilleure et d'un prix plus élevé que celui des deux ou trois cueillettes suivantes. Alors aussi la fleur de l'arbuste est passée, les capsules renfermant les graines n'ont atteint que moitié de leur volume ; on les récolte avec les premières feuilles, dont elles augmentent un peu le poids sans nuire à la qualité du produit. À chacune des trois ou quatre époques de la récolte, en même temps que s'effectue la cueillette des feuilles, les travaux de la préparation commencent et se continuent dans l'ordre suivant. Les feuilles, entassées dans des paniers de bambou et de jonc, sont apportées aux ateliers de séchage, établis sous des hangars légers. Les principaux ustensiles de ces usines peu dispendieuses sont de petites bassines en tôle encastrées au nombre de deux, trois, quatre ou davantage, à la suite les unes des autres sur un seul fourneau horizontal, recevant d'un foyer ordinaire la flamme qui s'étend sous les tonds de toutes les bassines avant de se rendre dans un tronçon de cheminée verticale d'où la fumée s'échappe à l'air libre. Derrière chaque bassine et de chaque côté s'élève une sorte de guérite en briques qui isole les opérations et facilite le travail en permettant de soustraire à l'action de la chaleur, de temps en temps, une partie des feuilles que l'on rejette alors autour de la bassine sur les parois inclinées et moins chaudes de la guérite. Un seul ouvrier est chargé du soin d'entretenir le feu aussi régulièrement que possible, tandis que devant chaque bassine un des travailleurs dirige l'action de la chaleur sur les feuilles en les remuant sans cesse, soit à la main, soit, lorsque la température devient trop élevée, à l'aide d'un petit balai en baguettes de bambou. Il parvient de la sorte à renouveler si bien toutes les surfaces en contact avec le fond et les parois des bassines que toutes les feuilles éprouvent graduellement un chauffage régulier et des réactions semblables, car il faut qu'en cinq minutes environ les premiers effets utiles se soient régulièrement produits, c'est-à-dire que les feuilles se soient successivement crispées à la première impression de la chaleur, puis amollies sous l'influence de la vapeur aqueuse qu'elles-mêmes dégagent, et qui en pénètre les tissus. On extravase ainsi partiellement les sucs de la plante, et c'est alors qu'en vue de développer ces effets, sans laisser trop longtemps persister l'action du feu, chaque travailleur, au moment opportun, retirant de sa bassine les feuilles assouplies, les pose en tas sur une table à claire-voie formée de tiges de bambou. Trois ou quatre ouvriers se placent autour de la table de telle façon que chacun puisse rouler, pétrir, manipuler une double poignée de ces feuilles, les presser et les étendre tour à tour, facilitant ainsi l'exsudation, le mélange des liquides et l'évaporation à l'air ambiant, qui, par degrés, concentre les sucs et prépare la dessiccation ultime.

Anselme Payen

Au bout de cinq minutes encore, ou un peu plus si l'air ambiant est humide, le volume des feuilles se trouve réduit des deux tiers ou des trois quarts ; on leur fait subir alors une sorte de vannage avant de les étendre à l'air, qui doit continuer la dessiccation sans trop la précipiter. Un temps un peu couvert est favorable, tandis que sous un soleil ardent la dessiccation trop rapide, saisissant une partie des sucs enfermés dans les cellules du parenchyme, maintiendrait inégalement l'humidité intérieure. Après le vannage, on procède au second chauffage des feuilles à, demi desséchées : on les replace dans les bassines, et chaque travailleur reprend son rôle, l'un des ouvriers rallumant le feu et le dirigeant avec soin, les autres agitant sans cesse les feuilles à la main, puis, à l'aide du petit balai, les rejetant sur les plans inclinés autour de la bassine. Toute l'opération, en y comprenant le double chauffage ainsi que l'exposition intermédiaire à l'air libre, dure en moyenne une heure, d'après les informations prises par un savant et spirituel botaniste anglais, sir Robert Fortune[6], dans plusieurs des fermes spéciales qu'il a visitées.

Dès que tout le travail de la dessiccation est terminé, on soumet les produits à un criblage qui a pour objet d'éliminer la poussière et de classer les thés : ceux qui offrent les feuilles les plus petites sont les plus estimés, ceux dont les feuilles sont plus grandes et plus inégales en volume ont une valeur moindre. On enferme chaque sorte triée de cette manière dans des boîtes ou paniers à tissus serrés, on foule les thés avec précaution, puis on les recouvre d'étoffe double ou triple jusqu'au moment de les expédier ; les sortes sont alors plus fortement entassées dans des caisses hermétiquement closes ornées de peintures et vernies. Le thé de couleur verdâtre peu foncée ainsi obtenu et classé est d'une qualité supérieure et généralement réservée pour le commerce intérieur ; on le désigne sous le nom de *tsaon-tsing* (thé séché en bassines). Une légère modification dans les procédés de préparation donne un produit un peu moins délicat que l'on n'exporte guère non plus, si ce n'est par les caravanes qui se rendent en Russie. On nomme *hong-tsing* ce produit intermédiaire, qui correspond à un mélange de thé vert et de thé brun. Quant aux thés noirs, ils sont en grande partie destiné s à l'exportation par mer, et s'obtiennent par des procédés que j'ai décrits rapidement, mais sur lesquels je crois devoir insister pour en bien établir l'importance hygiénique. Les feuilles du thé noir, au lieu d'être rapidement soumises à la dessiccation, sont, après le premier chauffage, roulées et pétries plus énergiquement que s'il s'agissait du thé vert. Elles sont ensuite exposées à l'air pendant deux ou trois jours, et subissent ainsi une macération des plus salutaires, que j'ai cru pouvoir comparer aux modifications du même genre qu'on obtient dans les foins. Chauffées avec des soins particuliers, les feuilles du thé noir acquièrent ainsi par degrés la nuance brune, et arrivent plus lentement au terme utile de la dessiccation.

Telles sont les diverses préparations qui transforment le thé en objet de commerce. Entré dès lors dans la circulation générale des produits alimentaires, il appelle un nouvel ordre de recherches.

Section II

Le thé produit annuellement en Chine se consomme en grande partie dans cet empire. Il détermine un mouvement d'échanges considérable entre les cultivateurs des régions spécialement vouées à la production du thé et les autres populations de ce grand pays. D'autres échanges, et ceux qui méritent surtout de nous occuper ici, se font entre les agriculteurs ou fermiers et les marchands chinois qui exportent le thé dans les autres parties du monde. Il faut bien dire que les producteurs et consommateurs chinois n'auraient garde d'employer à leur usage certains thés qu'ils nous destinent, et qui offrent les fausses apparences de qualités supérieures.

Chaque année, quand le moment est venu de faire leurs acquisitions, les marchands de thé vont dans les petites villes des pays producteurs ; ils achètent les produits obtenus par les fermiers ou les prêtres cultivateurs[7]. La plupart des fermes sont de trop médiocre étendue pour produire un lot, ou, pour employer le terme chinois, un *chop* représentant 600 caisses de chaque sorte. Il faut donc que le marchand s'adresse à un certain nombre de producteurs. Une fois les achats réalisés, il fait vider les caisses et combine les sortes diverses, afin d'obtenir certaines qualités distinctes de thé en réunissant ensemble les produits qui offrent entre eux les plus grandes analogies. Souvent même il altère ces produits par des manipulations dont quelques-unes ont pour but d'ajouter aux feuilles desséchées des substances colorantes ou cristallines. À cet effet, le marchand dispose d'un atelier complet ; il est donc à la fois, sous un certain point de vue, négociant et préparateur de thé. Chaque chop forme de ces mélanges reçoit un nom désignant la qualité et par suite la valeur comparative du thé qu'il contient. Les caisses sont alors remises à des *coolies*, et transportées ainsi à dos d'homme, à travers monts et vallées, jusqu'aux fleuves qui communiquent avec les cités où les attend le commerce européen. Chaque coolie ne porte qu'une seule caisse quand le thé est de qualité supérieure. Cette caisse trouve son point d'appui sur les épaules à l'aide de deux tiges de bambou qui en rendent le transport facile. Jamais elle ne doit reposer sur le sol, et, lorsqu'il s'arrête dans les auberges de la route, le coolie doit la suspendre le long d'un mur à l'aide encore des bambous qui lui ont servi à la porter. On comprend sans peine tout ce que de pareils moyens de transport entraînent de dépenses et de lenteurs. Entre les pays producteurs et les grandes villes d'exportation telles que Canton ou Shang-haï, on a calculé que la durée des transports variait de 1 mois à 6 semaines. La qualité du thé ne souffre nullement, il est vrai, de ces longs voyages par terre, et l'on sait que les thés si justement estimés sous le nom de *thés de caravane* n'arrivent en Russie qu'après un parcours qui exige souvent deux années de marche[8].

Malheureusement, à côté de quelques produits d'un goût délicat, les marchands de thé livrent souvent des préparations dont nous avons déjà signalé le caractère frauduleux. Ils abusent ainsi de la supériorité reconnue à la Chine comme pays producteur de thé, car les cultures de cette plante dans l'Inde, à Java, au Brésil, n'ont jusqu'ici qu'une bien faible importance. Des expositions moins favorables, une main-d'œuvre plus dispendieuse et moins exercée n'ont pas permis encore à ces localités de produire des thés qui fussent comparables, pour le prix de revient et les qualités, aux produits chinois[9]. Ces derniers seuls méritent de fixer notre attention. C'est relativement aux thés de Chine que la science a un intérêt véritable à rechercher les propriétés de ces préparations, ainsi qu'à surveiller, à dénoncer les falsifications, en présence surtout des événement qui, en appelant une armée anglo-française sur le sol chinois, rendront sans doute nécessaire l'emploi du thé comme moyen de lutter contre les influences pernicieuses du climat.

On l'a dit plus haut, les nombreuses variétés commerciales du thé peuvent être ramenées à deux classes, les *thés verts* et les *thés noirs*. Les premiers, lors même qu'ils ont été préparés dans les meilleures conditions possibles, exempts de toute sophistication ou mélange de substances insalubres, sont naturellement doués de propriétés plus actives sur nos organes, et qui ne permettraient guère à certaines personnes d'en faire habituellement usage. La plupart des consommateurs mélangent en certaines proportions les thés noirs avec les thés verts, autant afin d'éviter l'excitation trop grande produite par ces derniers qu'en vue d'obtenir un arôme mixte généralement plus agréable. On peut établir en thèse générale que, dans la consommation habituelle, l'emploi du thé noir est préférable à celui du thé vert ; aussi ne doit-on pas s'étonner de voir l'importance prédominante de l'introduction des thés noirs dans toutes les contrées du monde. La différence serait plus grande encore et la répulsion plus vive, si l'on savait mieux à quelles falsifications sont sujettes certaines sortes de thés verts, tandis que les thés noirs sont loin d'offrir de semblables chances d'altération. Les Chinois à cet égard ont donné depuis longtemps l'exemple aux falsificateurs de thés en différents pays ; c'est du reste, il faut en convenir, en vue de satisfaire, comme ils le disent eux-mêmes, le goût des *barbares étrangers*, et en même temps, ce qu'ils n'avouent pas, d'accroître leurs propres bénéfices, qu'ils se livrent à ces pratiques condamnables ; c'est en un mot pour donner à leurs produits des apparences extérieures plus favorables à la vente qu'ils ont inventé certains mélanges et des manipulations spéciales.

Nous avons essayé d'expliquer les procédés de dessiccation des feuilles de thé par une comparaison avec nos procédés de fanage. Les falsifications auxquelles on soumet le produit de l'arbuste chinois peuvent être également rapprochées de quelques autres essais d'altérations frauduleuses auxquelles sont soumises diverses substances alimentaires d'un usage général. Nous ne citerons que deux exemples. On sait que, traités suivant les méthodes de conservation usuelles, les jeunes haricots verts simplement chauffés à 100 degrés en vases hermétiquement clos, les cornichons confits au vinaigre et la variété des prunes de reine-Claude confites au sirop alcoolisé, éprouvent dans leur nuance naturelle un léger changement qui les fait virer au vert sensiblement jaunâtre. Les fabricants s'efforcèrent d'abord de conserver le plus possible à ces produits la coloration normale à l'état frais. Voyant bientôt le goût du public se prononcer en faveur de ces produits de plus belle apparence, ils essayèrent d'aller plus loin, et bientôt présentèrent ces fruits doués d'une nuance verte plus vive qu'à l'état naturel. Dès lors aussi les consommateurs les préférèrent, sans s'inquiéter des moyens plus ou moins insalubres employés parfois pour produire ces belles teintes artificielles, lors même que, pour un certain nombre des consommateurs, il était avéré que souvent l'oxyde de cuivre devait concourir à procurer la coloration exigée.

Dans une préparation d'un genre tout différent, les anchois soumis à la salaison et expédiés des bords de la mer dans toutes les villes, on avait observé parfois une légère teinte rouge provenant de petits êtres microscopiques, animaux et végétaux[10]. Bientôt la coloration rose, dont on ignorait l'origine, devint pour les consommateurs l'attribut nécessaire de ces conserves et un indice de leur bonne qualité. Ici le préjugé, à l'insu du public, pouvait être assez juste, car les petits êtres rougeâtres qui flottent dans les eaux des salines du midi surnagent malgré eux à l'instant où la concentration du liquide atteint son maximum et en recouvrent la superficie d'une sorte de crème rouge qui exhale l'odeur légère de la violette. Dès lors, aussi le sel cristallise, c'est le plus pur qui se précipite le premier, entraînant avec lui les petits corps adhérents à sa surface. Ceux-ci sont donc les témoins du fait de la première cristallisation, et par là même deviennent une garantie au moins de la bonne qualité du sel. Malheureusement cette garantie est devenue illusoire depuis que les marchands, afin de flatter la manie des acheteurs, ont employé à profusion l'ocre rouge, qui colore maintenant avec une exagération tout artificielle les barils pleins de ces petits poissons exposés en vente aux regards du public.

Après de tels exemples, on ne saurait s'étonner que, connaissant la juste renommée des thés verts de première qualité, réservés aux personnages de l'empire chinois, la faveur du public ait été un moment acquise aux produits doués de cette nuance verte, qu'enfin l'exagération de la couleur soit devenue, de la part des Chinois d'abord, puis de quelques spéculateurs européens, un moyen de faciliter la vente en flattant le goût du public. Rien n'est plus aisé d'ailleurs que d'obtenir cette couleur si recherchée. Voici les pratiques que les Chinois nous ont transmises, involontairement sans doute, car c'est en analysant leurs produits que les moyens artificiels ont été découverts. Ces procédés sont très simples. Ils sont de deux sortes suivant que l'on veut rendre plus vive la coloration verte, ou que l'on veut en outre ajouter l'apparence du duvet blanchâtre, indice de la présence de ces jeunes bourgeons qui font reconnaître les thés de qualité supérieure.

La coloration verte, et parfois d'un vert bleuâtre, s'obtenait autrefois au moyen du bleu de l'indigo et du jaune de curcuma. Le mélange des deux couleurs produisait le vert plus ou moins intense, avec un reflet bleuâtre si l'indigo dominait. Depuis la découverte du bleu de Prusse, cette couleur minérale a complètement remplacé l'indigo dans la coloration du thé en Chine, et la plupart des thés verts reçoivent cette teinture[11]. Quant à l'apparence de duvet simulant l'aspect des jeunes feuilles et des bourgeons, elle est produite par le sulfate de chaux (plâtre) pulvérisé. Ces mêmes substances ont été employées en France et en Angleterre, et très probablement en d'autres pays, pour rendre aux thés détériorés par diverses causes accidentelles l'apparence du thé vert normal ; De telles falsifications ne peuvent qu'être préjudiciables à la santé, soit qu'elles dissimulent certaines altérations qui ont enlevé une partie des principes utiles du thé naturel, soit par l'addition de substances plus ou moins insalubres, le plâtre notamment, cause des effets malins qu'éprouvent beaucoup de personnes de l'usage des eaux naturelles séléniteuses.

La commission sanitaire de Londres, qui s'est formée spontanément pour dévoiler les fraudes commerciales, et particulièrement les falsifications de substances alimentaires, a trouvé chez les marchands, dans un grand nombre d'échantillons de thé vert, du bleu de Prusse, du curcuma et de l'argile à porcelaine. Plusieurs de ces échantillons consistaient en résidus d'infusions de thés falsifiés au moyen de ces matières colorantes ; d'autres contenaient des feuilles de prunier et de camellia. Les thés noirs le plus généralement en usage, notamment les *congo* et les *souchong*, étaient exempts de ces mélanges frauduleux. Cependant même

Anselme Payen

quelques thés de cette classe, tels que le *peko* et la variété dite *poudre à canon*, avaient été teints par la *plombagine* ou *mine de plomb* (graphite). D'autres contenaient des poussières de thé ou d'autres feuilles agglomérées à l'aide de la gomme, additions qui d'ailleurs n'offraient aucune chance d'insalubrité. Il a paru évident à la commission que des importations considérables de faux thés préparés en Chine sont destinées à falsifier les thés verts à Londres. La commission sanitaire de Londres, qui publie les résultats de ses analyses et recherches expérimentales micrographiques dans le journal de médecine intitulé *the Lancet*, a résumé ses conclusions sur ce point en émettant le vœu : 1° qu'on diminuât le droit sur les thés noirs, afin d'en accroître la consommation, et par cela même de restreindre l'usage des thés verts, qui sont sujets aux falsifications les plus nombreuses et les plus insalubres ; 2° que tous les thés reconnus faux ou entachés de fraude fussent saisis à la douane, et brûlés ou détruits par un moyen quelconque.

Il résulte de cet ensemble de faits que les thés verts, souvent trop actifs à l'état pur, sont sujets à de fréquentes détériorations artificielles qui les rendent insalubres, et qu'il est prudent en tout cas, sinon de s'abstenir d'en faire usage, du moins de s'assurer qu'ils n'ont éprouvé aucune falsification. Or ce n'est guère que parmi les thés verts de qualités supérieures, assez rares chez nous, que l'on peut rencontrer de semblables produits irréprochables.

Malgré ces altérations, bien propres à inquiéter les consommateurs, le thé devient l'objet d'un commerce de plus en plus actif. Les importations de thé en Angleterre, graduellement accrues, se sont élevées, d'après les registres du consulat britannique de Canton, en 1844, à 23,637,000 kilos, dont les 3/4 sont restés dans la consommation de la Grande-Bretagne. Elles ont atteint, je l'ai dit, en 1858, 34,234,000 kilos. Les documents venant de la même source nous apprennent que durant l'année 1845 les expéditions totales aux diverses contrées par les navires anglais et américains se sont élevées à 74,719,557 kilos ; si l'on y ajoute les 9 millions de kilos exportés par Kiakhta et destinés au commerce avec la Russie, on reconnaîtra que l'empire du Milieu exportait dès lors au-delà de 83 millions de kilos de thé, représentant plus de 166 millions de francs payés aux marchands chinois et une valeur dépassant 1,666 millions aux lieux de consommation dans les différentes contrées du globe. L'importance de ce commerce est en réalité bien plus grande encore, car on n'a pu y comprendre ni les exportations directes pour les contrées de l'Asie centrale, la Cochinchine, Tonquin, Siam, l'Afghanistan, ni les nombreuses importations effectuées en tous pays sans déclarations officielles, afin d'éviter les droits d'entrée. En tout cas, on peut dire que le thé est en Chine l'objet du commerce le plus important, soit à l'intérieur de l'empire, soit à l'extérieur.

Le commerce des États-Unis avec la Chine ne s'est développé qu'après la guerre de l'indépendance : il aurait pris un plus grand essor si la compagnie anglaise des Indes n'eût enlevé aux Américains les importations au Canada, et si la concurrence des Hollandais ne se fût de nouveau manifestée, Pour la Russie, les importations des thés chinois s'élevaient dès 1823 à 2,132,942 kilos ; graduellement augmentées depuis lors, en 1836 elles ont atteint 9,570,026 kilos, y compris les importations par Odessa ; elles dépassent aujourd'hui cette quantité, qui, extraite des registres de la douane, ne pouvait comprendre les nombreuses introductions effectuées sans déclaration, en vue d'éviter les droits du fisc[12]. Le transport jusqu'à Kijni-Novgorod des thés et des diverses marchandises vendues à Kiakhta se fait par terre et par eau. Cette dernière voie exige trois étés très courts, car durant les intervalles la navigation sur les canaux et les rivières est interrompue par la gelée.

Dans le commerce international du thé, la Russie occupe le second rang depuis plus d'un demi-siècle ; le premier rang, sous ce rapport, appartient à l'Angleterre, où le développement de ce commerce a fait des progrès plus rapides encore. En Angleterre, la consommation du thé est d'ailleurs plus considérable qu'en tout autre pays, la Chine exceptée. Malgré les entraves que toutes les relations internationales rencontrent en Chine, le commerce maritime des États-Unis se maintient au troisième rang, relativement aux exportations de thé par le port de Canton : elles ont atteint 9 millions de kilos en 1840, les registres du consulat britannique les portent à 7,169,000 kilos en 1844 ; d'après les dernières études de MM. Isidore Hedde, Ed. Renard, a Haussmann et N. Rondot, délégués commerciaux attachés à la mission de France en Chine, les exportations par navires américains se sont élevées en 1845 à 20,757,256 kilos.

Anselme Payen

La restauration de la maison de Nassau, en rendant à la Hollande sa productive colonie de Java, en lui rouvrant du même coup les relations avec la Chine, semblait devoir lui offrir l'occasion favorable d'un grand commerce sur les thés exportés de Canton, si les Anglais n'eussent à son détriment accaparé ce commerce. Cependant, d'après un document émané du ministère des finances de la Néerlande, la consommation du thé dans ce pays se serait élevée à 450,000 kilogrammes en 1840 ; les exportations du port de Canton pour la même destination sont évaluées à 1,059,000 kilogrammes, en 1844, par le consulat britannique. On sait d'ailleurs qu'une partie notable du thé consommé par la Hollande vient des cultures de sa colonie de Java.

Quoi qu'il en soit, il est certain que la France, au point de vue du commerce aussi bien que de la consommation des différentes sortes de thé, occupe à peine le cinquième rang ; les données précises publiées par nos états de douanes ne peuvent laisser aucun doute sur ce point. Les importations représentant la moyenne annuelle de notre commerce général durant une période de dix ans, de 1827 à 1836, étaient de 354,793 kilos ; pendant la période décennale suivante, elles se sont abaissées à 263,470 kilos ; elle furent un peu réduites encore de 1847 à 1856, et la moyenne de ces dix années ne dépassa pas 237,367 kilos. Les deux années suivantes, 1857 et 1858, ont présenté une moyenne annuelle plus forte même que durant la première période, 422,603 kilos, représentant au moins une valeur de 2,535,618 francs. On ne peut que bien augurer de ce développement commercial, qui, pour la France, correspond à un accroissement notable de la consommation du thé. De 233,768 kilos, chiffre qu'elle atteignait en 1857, cette consommation s'est élevée à 262,538 kilos, soit de 13 pour 100, dans le cours de l'année 1858.

Le thé occupe, dans les pays spécialement producteurs, de nombreuses populations d'ouvriers ; il alimente un commerce considérable, tant dans l'intérieur de la Chine que dans le monde entier. Quel est cependant le rôle hygiénique de ce produit ? Quelle en est l'influence sur la santé des peuples ? La science a essayé de répondre à cette question, et c'est en étudiant la composition même de la plante qu'elle a recueilli les données les plus précises. Après avoir servi à guider le cultivateur et le commerçant, elle a voulu encore fournir d'utiles lumières au consommateur.

Section III

Le rôle hygiénique du thé a provoqué de nombreuses études qui ont eu pour objet d'abord la composition de la plante, puis l'influence que la boisson chinoise, soumise à une préparation convenable[13], peut exercer suivant les climats, le système alimentaire, et même les conditions sociales. Il y a là un ensemble de faits dont la science s'est préoccupée avec d'autant plus de raison depuis quelque temps qu'on entrevoyait l'époque où des rapports plus étroits s'établiraient forcément entre la Chine et l'Occident.

À certains égards, le thé présente de remarquables analogies avec le café[14]. Comme celui-ci, il contient : 1° une essence en partie soluble dans l'eau, aromatique, à laquelle il doit principalement ses propriétés caractéristiques ; 2° de la caféine cristallisable, amère, identique avec celle du café, à peu près en égales proportions ; 3° des substances azotée semblables de composition à celles des organismes animaux, et pouvant concourir à la réparation de nos tissus ; 4° des matières grasses, des substances mucilagineuses et salines propres aussi à jouer un rôle dans l'alimentation, de la cellulose, etc. À la vérité, une faible proportion, la moitié à peine, des principes immédiats solubles peut passer en dissolution dans le breuvage tel qu'on le prépare. Il faut même se garder alors d'extraire par l'eau bouillante toute la quantité des produits solubles de la feuille de thé, car on n'obtiendrait ainsi qu'une infusion acerbe, astringente et surchargée du tanin que la feuille recèle. En tout cas, l'infusion, si on l'a convenablement faite en employant une quantité de 20 grammes de thé et 1 litre d'eau bouillante, ne contient guère en moyenne qu'un peu plus de 6 grammes de la substance même de la feuille, le tiers seulement de ce que renferme l'infusion du café telle qu'on la prépare habituellement en faisant filtrer 1 litre d'eau bouillante sur 100 grammes de café en poudre ; encore dans celle-ci la quantité de substance azotée se trouve-t-elle double de celle que contient l'infusion de thé[15].

Entre les thés verts et les thés noirs, l'analyse signale des différences notables, insuffisantes toutefois pour rendre compte entièrement des effets particuliers de chacune des préparations ainsi désignées, et surtout de l'action si énergique du thé vert sur certaines personnes. Il aurait fallu, pour mener à bien cette curieuse démonstration, extraire le principe actif spécial des thés vert et noir ; c'est jusqu'ici ce qu'on a tenté vainement. Les analyses de M. Péligot ont seulement fait reconnaître que le thé vert normal renferme toujours en plus fortes proportions que le thé noir des principes solubles ; la différence entre les deux thés est environ de 25 à 50 pour 100. En d'autres termes, les thés noirs ont donné pour 100 parties en poids seulement de 31 à 41.de substances solubles, tandis qu'on en a obtenu de 40 à 48 des différents thés verts.

Quel est le rôle de la caféine dans le thé ? C'est là une autre question, qui a fourni à un célèbre chimiste d'outre-Rhin, M. Alfred Mitscherlich, l'occasion d'un curieux mémoire, encore inconnu à la plupart des lecteurs français[16]. Jusqu'à ce jour, des hommes qui font autorité dans la science étaient partagés sur le rôle de la caféine. Les uns la regardaient comme dépourvue de propriétés alimentaires, les autres comme pouvant participer à la nutrition en raison de la dose considérable d'azote qu'elle renferme. Pour mon compte, j'étais très disposé à croire avec les premiers que cette substance cristallisée, qui se sublime par la chaleur à un certain degré, ne pouvait réunir les conditions que l'on rencontre dans les substances azotées propres à l'alimentation. Telles étaient les deux opinions les plus répandues sur la caféine ; seuls, des praticiens habiles et un savant physiologiste avaient essayé sans résultat notable les propriétés de la caféine à titre d'agent thérapeutique, lorsque M. À Mitscherlich est venu annoncer que la caféine offrait des propriétés toxiques et conclure de ces expériences *qu'elle cause la mort, même à petites doses, en déterminant soit des convulsions de la moelle épinière, soit une asphyxie dès le début, soit une paralysie consécutive.*

Les doses ici sont en effet la chose importante ; suivant un vieil adage, « Dieu a fait ici-bas tout par poids et mesures. » Il faut voir toutefois si les doses justifient la conclusion de M. A. Mitscherlich, du moins en ce qui pourrait intéresser l'homme. Le chimiste allemand a étudié les effets de la caféine sur quatre animaux très différents : une grenouille, une tanche, un jeune pigeon et un fort lapin. Il suffira d'examiner les conditions de l'expérience faite sur ce dernier animal, moins éloigné de l'homme que les autres[17]. La dose de caféine, 4 décigrammes, administrée dans de petites boulettes de mie de pain, et qui aurait amené la mort d'un fort lapin au bout de 14 heures 40 minutes, représenterait, d'après la moyenne des analyses, au moins 20 grammes de thé, c'est-à-dire une quantité qui, employée dans la pratique habituelle des consommateurs de thé, aurait produit au moins six tasses de l'infusion aromatique. Admettons que la totalité de la caféine, quittant le parenchyme, aura passé dans la solution qui constitue le breuvage : en ce cas même, si l'on peut comparer le lapin à l'homme en tenant compte des différences de volume et de poids, on arrivera forcément à une conséquence des plus rassurantes pour les amateurs de thé. S'il faut, pour empoisonner un petit animal pesant 1 kilo (et ce serait un beau lapin), 4 décigrammes de caféine correspondant à 20 grammes de thé et à 6 tassés d'infusion, il faudrait pour empoisonner un homme du poids moyen de 70 kilos 1,400 grammes de thé sec correspondant à 420 tasses ou 21 litres d'infusion ; mais dans ce cas ce serait, même en supprimant l'action de la caféine, appliquer la question à l'eau chaude, qui suffirait largement pour déterminer la mort. Il faut donc écarter toute possibilité d'empoisonnement subit pour l'homme par la caféine.

Une objection plus sérieuse se fonderait sur certains effets des poisons insidieux lentement accumulés dans nos organes et formant au bout de plusieurs années la dose nécessaire pour déterminer un empoisonnement rapide. Tels sont les effets bien réels et souvent observés des lentes intoxications saturnines. On ne connaît rien de semblable en ce qui concerne le thé ; les moyens de démonstration expérimentale ne manqueraient pas cependant, si ce n'est chez nous, de moins parmi les populations qui consomment cent fois plus de thé que nous, comme les Anglais, ou mille fois plus, comme les Chinois. Ainsi donc, si la caféine à doses suffisantes est un poison, elle n'est pas de la famille de ceux qui ont la funeste propriété de s'accumuler dans nos organes.

Il est un dernier argument qui seul devrait nous rassurer pleinement : c'est que certains poisons, même des plus énergiques, peuvent, étant réduits à de faibles proportions, on pourrait dire aux doses convenables, devenir des agents salubres. Ne sait-on pas que plusieurs expérimentateurs très habiles ont constaté la présence de l'arsenic dans de bienfaisantes eaux minérales ? C'est ainsi que l'illustre chimiste Thénard a constaté les proportions de ce radical de tant de composés vénéneux, et sous l'une de ses formes les plus toxiques, dans les eaux minérales abondamment distribuées en boissons au Mont-Dore.

En définitive, la composition du thé est pleinement connue. Quant à préciser les effets des divers principes contenus dans cette boisson, la science doit attendre encore de nouvelles et plus complètes expériences. Ce que nous savons d'ailleurs ne suffit-il pas déjà ? Ne possédons-nous pas aujourd'hui tous les moyens d'apprécier avec justesse les avantages résultant de l'introduction du thé dans l'alimentation humaine ? Chacun sait que, pour l'homme à l'état de vigueur et de santé, le thé offre un stimulant d'une suavité incomparable, que pour le malade il est, sinon toujours un énergique agent thérapeutique, du moins un *adjuvant* des plus précieux. Le mieux est donc de s'en tenir à l'opinion de la majorité des savants, chimistes ou physiologistes, sur les propriétés salutaires du thé, opinion qui s'était fait jour en Europe dès le XVIIe siècle, non-seulement grâce au savant voyageur Kœmpfer, mais aussi aux publications des naturalistes les plus éminents de cette époque[18]. Comme exemple de l'heureuse influence alimentaire du thé, c'est la Chine qui s'offre encore en première ligne, de même qu'elle nous enseigne les meilleurs procédés de préparation et de culture. Ici cependant il ne faudrait pas trop se préoccuper des apparences. On a voulu expliquer l'embonpoint si général parmi les Chinois par l'usage constant du riz et du thé. C'est dans leur alimentation très compliquée qu'est la véritable origine de cette obésité caractéristique. Le thé a seulement pour effet de la favoriser, en excitant, en soutenant sans cesse l'action digestive des organes : il nous sera aisé de le démontrer, et ce ne sera pas sortir de notre sujet que de dire quelques mots d'un, régime d'alimentation qu'il importe à divers titres de bien connaître, et qui a d'ailleurs le thé pour base principale[19].

Comment les Chinois ont-ils été conduits de siècle en siècle, par des traditions non interrompues, à suivre un régime d'alimentation aussi bizarre, offrant à l'observateur un si grand nombre de curieux détails ? Pour le bien comprendre, il faut se rappeler les conditions générales où se trouvent ces contrées, si populeuses que le manque accidentel de récoltes y occasionne d'effroyables mortalités, si abondantes en rizières, jardins, cultures de thé, que, faute de pâturages, les animaux de l'espèce bovine, trop rares, suffisent à peine aux travaux des champs. Aussi ne peut-on les engraisser pour le service de la boucherie ; le lait même des vaches, indispensable à l'élevage des veaux destinés à l'entretien et au renouvellement de ces animaux de travail, est exclu du régime alimentaire des hommes. C'est sans doute afin d'éviter tout changement dans ces dispositions, dictées par d'impérieuses exigences, qu'on s'est proposé d'inspirer aux Chinois une invincible aversion pour le lait. On y est parvenu au point de faire repousser également de la consommation tous les produits obtenus du lait. Pour justifier le dégoût que ce liquide leur inspire, les Chinois disent que « c'est du *sang blanc*[20]. »

Ce fut sans doute sous le puissant aiguillon de la faim que les Chinois, à différentes époques, se décidèrent à essayer l'emploi d'aliments inusités jusque-là, mais qui depuis se sont introduits dans la nourriture habituelle de ces populations. Parmi les viandes ou autres substances animales comestibles en Chine, on peut citer, chez toutes les classes de la société, celles qu'on se procure en nourrissant jusqu'à complet engraissement, avec le riz cuit à l'eau, des poissons secs et la desserte de la table : 1° une race de chiens du genre *chien-loup*, à oreilles droites, museau pointu et corps de chacal, désignés par M. Geoffroy-Saint-Hilaire sous le nom de *chiens de boucherie de Chine*, race caractérisée par la coloration noire de l'intérieur de la gueule[21] ; 2° une belle race de chats nourris et engraissés également au logis, où les retiennent un collier et une petite chaîne ; 3° de gros rats dont la reproduction est favorisée par des nichoirs en poterie représentant autant de volumineuses bouteilles à goulots courts, faciles à boucler lorsqu'on veut s'emparer de toute la nichée, et rangés côte à côte comme certains nichoirs à pigeons dans nos colombiers[22].

Sous la dénomination d'*estomacs de poisson*, les Chinois consomment les vessies natatoires épaisses du diodon[23], qui fournissent des mets de consistance gélatineuse plus ou moins forte. Parmi les aliments du même genre, ils ont une prédilection marquée pour les ailerons de requins (sortes de nageoires partiellement transformables en gélatine par l'ébullition dans l'eau).

Anselme Payen

Ils recherchent volontiers les moules desséchées, dont l'odeur rance et la couleur brune seraient loin de flatter notre goût et d'exciter notre appétit ; — une espèce de coquillage ou volute de couleur rose orangé tacheté de brun[24] ; — des holothuries, dites *limaces ou biches de mer*[25], recueillies ou pêchées près des côtes, animaux mous, à peau rude, ayant quelque ressemblance avec de très grosses sangsues, que les Chinois fendent en deux pour en faire écouler un abondant liquide, et dont ils obtiennent une sorte de potage mucilagineux, retenant les lambeaux rugueux et tenaces de la peau flottants au milieu de ce liquide épaissi. Ils obtiennent encore un mets gélatiniforme à l'aide de l'ébullition prolongée dans l'eau des tendons de cerfs et de quelques autres animaux, après avoir, par une énergique trituration, réduit ces tendons en fibrilles ressemblant aux étoupes de chanvre. On sait que les tendons analogues extraits des jambes des veaux, bœufs, vaches, moutons, sont employés en Europe pour la fabrication de la colle forte.

En Chine, on ne laisse pas, comme chez nous, perdre ou jeter au fumier les chrysalides des vers à soie restées dans les cocons après l'étouffage : ces chrysalides, rôties à la poêle comme des marrons, constituent un mets qui passe pour agréable dans le Céleste-Empire. Sur les marchés de quelques villes chinoises, à Canton même, on observe encore, parmi les aliments que fournit le règne animal, des grenouilles et des crapauds vivants ou dépouillés et mis en paquet, des rats salés ou desséchés, et jusqu'à de grosses chenilles. Quant aux lombrics ou vers de terre, ils ne font point partie des comestibles mis en vente ; seulement on assure que, durant les disettes, ils sont au nombre des insuffisantes ressources péniblement recherchées par les malheureuses populations des localités que désolent ces périodiques famines[26]. Des produits plus recherchés sont ceux de la pêche[27], parmi lesquels se rencontre le fretin des poissons, que les Chinois réduisent en hachis très menu et mélangent sous cette forme à d'autres aliments[28].

À tant d'excentriques moyens d'accroître et de ménager les ressources alimentaires du peuple chinois, il faut ajouter les fours à incubation artificielle, réglés avec les plus grands soins, comme les appareils de magnaneries. Il en est aux îles de Chusan qui contiennent plus de 5,000 œufs ; on s'en sert principalement pour faire éclore des œufs de canards. Ces fours sont construits d'ordinaire auprès d'un canal ou d'un cours d'eau, afin que les petits soient facilement dirigés par quelques canes vers leur élément favori. De cette fructueuse pratique est née sans doute l'habitude, d'abord d'utiliser des œufs dont l'incubation se trouvait accidentellement interrompue, puis d'introduire dans l'alimentation des œufs dont on développait à volonté les germes par une incubation plus ou moins prolongée, suivant la fantaisie des consommateurs, et jusqu'à produire un petit poulet muni de tous ses organes. On ne saurait reprocher du moins à une si jeune volaille de n'être pas assez tendre. C'est encore par une conséquence de leur sollicitude extrême pour ménager les produits comestibles obtenus des animaux, que les Chinois conservent les œufs vieux ou frais à l'aide de la saumure (solution saturée de sel) ou du sel marin cristallisé ; ils préservent même d'une putréfaction trop avancée les œufs qui ont déjà subi une altération notable en les enveloppant dans une pâte de chaux, de cendres et d'eau, qui bientôt forme une incrustation protectrice : ce sont autant de vivres dont les jonques chinoises approvisionnent les navires.

Les célèbres nids d'hirondelles nous offrent un dernier exemple de cette ingénieuse aptitude qui porte la race chinoise, sous l'influence d'un climat spécial, à varier et à multiplier indéfiniment les substances alimentaires. Ces nids comestibles, dont la nature était jusqu'à ce jour demeurée incertaine, ont été tour à tour attribués par un grand nombre de voyageurs et de naturalistes célèbres, soit à une écume de mer tenace, provenant des semences de la baleine, ramassées par ces hirondelles sur les rochers[29], soit à des algues gélatineuses, à des lichens, soit encore à du suc gastrique, à des mélanges de zoophytes, de frai de poisson, ou à des mucus[30]. Il est constant aujourd'hui que les nids comestibles d'hirondelles sont formés par une substance muqueuse d'une remarquable abondance, mucus tout spécial sécrété au temps des amours de ces petits oiseaux. Importés bruts des îles de la Sonde, les nids de salanganes sont à Canton l'objet d'un minutieux nettoyage à la main ; classés par ordre de pureté et de blancheur, ils coûtent sur le marché de cette ville de 100 à 300 francs le kilo. Une qualité d'une exceptionnelle blancheur revient à 773 francs rendue dans Paris, où elle se vend 1,000 francs le kilo[31]. On prépare ces nids en les maintenant dans l'eau ou le bouillon à la température de 100 degrés pendant deux heures ; ils sont alors réduits à des filaments translucides représentant les assises du nid et disséminés dans une solution mucilagineuse, offrant une consistance analogue à celle des ailerons de requins préparés. Il est inutile peut-être d'ajouter que le haut prix de cet aliment de luxe ne saurait être justifié par une saveur extraordinairement agréable, moins encore par ses propriétés nutritives exceptionnelles. On ne peut l'expliquer que par la ferme confiance des Chinois et des Orientaux en général dans les vertus aphrodisiaques attribuées à cette substance alimentaire.

Le règne végétal n'a pas été moins hardiment exploité que le règne animal par les Chinois. Seulement on ne rencontre plus ici des aliments aussi éloignés des habitudes européennes. Le riz d'abord, à titre de substance amylacée, remplit en Chine comme en Europe un rôle semblable à celui du sucre et des fécules. Il ne peut suffire seul à la réparation de nos organes, car les substances azotées s'y trouvent moins nombreuses et en plus faibles proportions que dans le froment, qui lui-même n'est pas assez riche sous ce rapport. Préparé avec soin et combiné avec un régime habilement varié comme celui des Chinois, le riz remplit un rôle utile. Le procédé chinois pour la coction du riz est des plus simples, et le nombreux personnel de notre expédition fera bien de l'imiter. On fait cuire cet aliment dans une chaudière ou une marmite évasée à l'aide de la vapeur produite par un petit volume d'eau, qui suffit pour maintenir humide la paroi du fond correspondant à la portion directement chauffée par le feu[32]. Il faut environ 1 litre d'eau pour 20 litres de riz. Dans cet état, on emploie le riz en Chine un peu comme le pain en France, durant les repas[33].

Au nombre des autres aliments tirés par les Chinois des végétaux se rencontrent : 1° des tubercules, ignames, patates, produits de plantes féculentes ; 2° des fruits à noyau et à pépins, en particulier la remarquable pêche d'Amoy, les oranges dites *mandarines*, des graines de légumineuses, des haricots, des fèves, etc. ; 3° des feuilles ou plantes herbacées, des choux, notamment le *pet-saie*, dit *paksoy*, des algues marines qui fournissent des gelées alimentaires. L'une de ces plantes donne aux industrieux Chinois une sorte d'extrait qu'ils moulent en longues et légères bandelettes blanches, vendues sous le nom de *mousse de Chine*. La plus remarquable propriété de cette préparation est de faire prendre en gelée consistante cinq cents fois son poids d'eau (dix fois plus que la colle de poisson).

Un tel régime alimentaire suppose des condiments variés qui fassent disparaître la saveur assez fade des principaux mets. L'alimentation chinoise sous ce rapport ne laisse rien à désirer. Le gingembre, le poivre, le curcuma, la noix d'Arec, quelques autres épices, y tiennent une grande place. Comme préparation essentiellement propre au pays, il faut citer surtout un liquide doué d'une saveur forte, mais assez agréable, nommé *soya*. Cette sauce nationale est préparée dans chaque famille d'après des recettes diverses, mais qui admettent toutes l'emploi d'une variété de haricots noirs, réduits par la coction en une bouillie épaisse, soumise à une fermentation qui développe certains produits cryptogamiques analogues à ceux qu'on observe dans les fromages conservés à Rochefort. La bouillie ainsi obtenue forme une pâte qui, dégagée de ses moisissures et délayée dans l'eau chaude, laisse surnager un liquide très savoureux, conservé en bouteilles par les Chinois, et connu dans le Céleste-Empire sous le nom de *soya*.

Revenons au plus sain des condiments, c'est-à-dire au thé, dont l'usage devient nécessaire quand, adoptant la coutume chinoise, on associe au riz d'assez fortes proportions de substances animales diversement préparées[34], quand surtout il faut suivre ce régime si compliqué au milieu des influences malfaisantes d'un pays marécageux. Les eaux ne deviennent en effet potables dans certaines parties de la Chine que clarifiées à l'aide de l'alun (1/2 millième), ou corrigées par l'ébullition et l'infusion de thé, qui les purifient et les dégagent de diverses matières organiques en fermentation. D'ailleurs les Chinois ne consomment que rarement des boissons froides, et dans ce cas les liquides préférés sont un vin de riz et un faible alcool de céréales. Espérons qu'il sera facile à tous les Européens conduits en Chine de s'habituer à un régime que semble réclamer impérieusement la température du pays. L'usage du thé s'impose dans les contrées humides à ceux même qui ne pouvaient le supporter, comme le prouve l'exemple de certains Français établis en Angleterre[35].

Il y a un fait d'ailleurs qu'ont dû mettre en évidence nos études sur les principales boissons alimentaires : c'est l'influence exercée par le climat, les mœurs, les habitudes de travail, sur le développement de la consommation dans les divers pays. On combat les chaleurs sèches de l'Afrique par le café, les chaleurs humides du Nouveau-Monde par le chocolat, les émanations marécageuses sur les divers points du globe par le thé. De là des différences infinies dans l'accueil fait à ces boissons en dehors des contrées d'où elles sont originaires. Le café, qui soutient l'Arabe, forcément sobre durant ses courses au désert, fournit de même un puissant auxiliaire au voyageur exposé à de longues fatigues, au laborieux mineur, contraint, dans les Andes comme en Belgique, de compléter des rations alimentaires à peine suffisantes. Le chocolat est recherché dans tous les pays où règne une température énervante qui fait adopter un breuvage nutritif de préférence à une alimentation solide. Le thé, à son tour, avec la chaleur vivifiante et les douces sensations qu'il répand dans toute l'économie, procure une excitation générale, qui vient en aide aux forces digestives, augmente l'énergie de l'organisme, et oppose une salutaire résistance à l'action débilitante des influences paludéennes. Pour nous en tenir à cette dernière boisson, à l'usage qu'on en fait et qu'on en devrait faire en France, un premier point est également à noter : c'est que, notre climat étant plus sec que celui de la Grande-Bretagne, les populations françaises sont soumises à d'autres conditions hygiéniques. Le thé n'entre pas dans le régime habituel de l'alimentation ; on le réserve pour quelques soirées intimes, pour quelques réunions mondaines, etc. Ce n'est guère que contraints par la maladie et avertis par leurs médecins que les gens de la campagne font usage de cette infusion. Que de pays cependant où le thé pourrait exercer une action bienfaisante ! Bornons-nous à signaler certains districts fiévreux de la Sologne et de la Dombes. L'usage du thé n'y améliorerait-il pas, comme en Chine, comme dans la Grande-Bretagne, les fâcheuses conditions de la vie humaine ? On doit souhaiter que des relations plus largement ouvertes avec l'empire de la Chine et l'abaissement des droits mettent un jour ce produit de première nécessité à la disposition des familles souffrantes de tant de localités dont l'atmosphère contient des germes de maladie et de mort. Enfin, si l'on veut embrasser dans un rapide coup d'œil l'ensemble des faits que nous venons d'exposer, il sera facile d'en tirer aussi quelques conséquences positives. Mieux qu'aucune autre contrée du globe, la Chine réunit les conditions favorables à la culture du thé. Malheureusement, dans le commerce international avec le

Céleste-Empire, une partie notable des thés préparés en vue des exportations cachent sous de belles apparences des substances étrangères insalubres. Puisque la culture et la production du thé nous sont refusées, puisqu'au moyen d'une expédition dispendieuse on veut s'assurer des relations meilleures avec le Céleste-Empire, il faut non-seulement se garder d'imiter la Chine dans la préparation frauduleuse de la feuille aromatique, il faut encore déjouer de coupables manœuvres ; il faut aussi s'efforcer de populariser le bienfaisant breuvage dans les contrées marécageuses de la France et du nord de l'Europe, où il doit intervenir comme un agent thérapeutique indispensable. Si le café et le chocolat se recommandent par leurs qualités alimentaires, appréciables surtout dans les pays chauds, le thé n'a pas un rôle moins utile à remplir en Europe, soit dans nos villes, où ses propriétés toniques peuvent exercer une action si salutaire, soit dans les campagnes déshéritées de la nature, où il opposerait un énergique antidote aux malignes influences du climat.

Notes

1.   Voyez la Revue des Deux Mondes du 15 septembre et du 1er novembre 1859.

2.   Ainsi nommés du missionnaire moravo Camellus.

3.   Cette classification offrait quelques difficultés par suite des variations qui se produisent sous certaines influences dans la plante, dont les organes foliacés offrent d'ailleurs diverses particularités remarquables. Ainsi, dans une étude micrographique faite en commun, nous avons découvert, M. de Mirbel et moi, une structure propre aux feuilles persistantes, et qu'on retrouve dans celles du thea viridis quand elles sont arrivées à leur complet développement. Des organismes nouveaux, sortes de renforts qui traversent le parenchyme, s'étendent par degrés de l'une des faces du limbe vers l'autre, et offrent l'aspect de cellules cylindroïdes irrégulières, étendant de nombreuses ramifications sous l'épiderme de chacune des deux faces des feuilles du thea viridis. Nous avons dessiné ces singuliers organes, agrandis cinq cents fois par le microscope, ainsi que les glandes spéciales disséminées en grand

Anselme Payen

nombre dans les mêmes feuilles et qui recèlent la sécrétion de la précieuse essence, cause primitive de l'arôme du thé. Voyez le tome XXII des Mémoires de l'Académie des Sciences.

4.   L'habileté des Chinois vis-à-vis des Européens ne brilla guère dans leurs premières opérations commerciales sur le thé. Les négociants néerlandais, voulant obtenir le précieux produit par voie d'échange, expédièrent en Chine une certaine quantité de feuilles sèches de sauge, dont l'infusion odorante était renommée en Hollande pour combattre diverses affections morbides. En retour de trois livres de feuilles de sauge, dont ils durent médiocrement goûter la saveur, les Chinois donnèrent une livre de leur thé aux spéculateurs européens, et ceux-ci, bien avisés, vendirent de 30 à 100 fr. cette livre de thé, qui leur revenait à 50 centimes environ.

5.   En 1833, l'importation du thé s'élevait à 10 millions de kilos dans le Royaume-Uni ; plus que triplée vingt-cinq ans après, elle y dépassa 34 millions en 1858.

6.   Voyez, sur les voyages de sir Robert Fortune en Chine, la Revue du 1er juillet 1858.

7.   Les temples chinois sont souvent les centres du commerce des exploitations agricoles.

8.   Les transactions auxquelles donne lieu le thé entre la Russie et la Chine à la foire de Novgorod représentent en moyenne par année une valeur de 35 millions, c'est-à-dire plus du tiers de la somme produite par l'ensemble des opérations de cette foire. Il parait certain au reste que, par suite de la multiplicité des intermédiaires, les consommateurs européens paient le thé dix ou quinze fois plus cher qu'il ne coûte dans les fermes chinoises.

9.   Nous devons noter cependant qu'à l'exposition universelle ouverte à Paris en 1855, on a observé un fait assez étrange, qui a dû laisser dans l'esprit des visiteurs la croyance qu'on était parvenu à préparer en France un thé indigène semblable aux produits inimitables jusque-là : l'un des exposants, habile arboriculteur, présenta des thés provenant des cultures d'Angers, où cet arbrisseau prospère, et même des serres du Muséum d'histoire naturelle de Paris, si bien préparés qu'on retrouvait dans les variétés imitant le souchong et le péko un arôme tout à fait comparable a celui des thés de Chine. « Si l'auteur pouvait reproduire en grand, disions-

nous alors, d'aussi bons résultats de son mode de préparation que nous n'avions pu vérifier, il aurait droit de prétendre à l'une des plus hautes récompenses. » Bien nous prit de faire cette réserve, car toutes les tentatives qui se sont succédé depuis n'ont point approché d'un pareil résultat. Les thés mêmes présentés à l'exposition universelle par la Société néerlandaise de commerce et venant de Java, ceux envoyés du Brésil sous dix formes commerciales n'étaient nullement comparables pour leur arôme aux produits chinois, et nous en sommes réduit a croire qu'une erreur accidentelle aura fait exposer comme produits indigènes français des produite venus du Céleste-Empire et sans doute destinés d'abord à servir de terme de comparaison. Les échantillons de thés des possessions anglaises dans les Indes orientales, et qui ont également figuré à l'exposition universelle de 1855, avaient été préparés suivant les méthodes chinoises, mais ils conservaient encore une odeur et une saveur herbacées bien différentes des qualités aromatiques et suaves du véritable thé de Chine.

10.   Le végétal globuliforme rouge nommé protococcus salinus et de petits crustacés branchiopodes appelés artemia salina laissant voir par transparence la plante microscopique qu'ils ont avalée.

11.   C'est ce qui résulte des recherches nombreuses publiées à Londres par M. Warington, de la Société de pharmacie. Tous les échantillons de thés verts pris dans les caisses demeurée intactes chez un des principaux négociants de cette ville offrirent des quantités plus ou moins notables des matières colorantes employées à ces teintures artificielles, sans compter la poudre de plâtre cru ou calciné. Dans son remarquable mémoire sur la composition chimique du thé de qualités diverses et des infusions que l'on on obtient, M. Péligot a démontré en outre que ni l'oxyde ni les sels do cuivre ne font partie des matières colorantes usitées en Chine pour teindre les thés verts.

12.   L'extension considérable du commerce général de la Russie avec la Chine et des importations de thé, qui en forment la principale base, est due non-seulement à la qualité supérieure des variétés de thés qui alimentent ces importations par la Tartarie chinoise, mais encore à des relations exceptionnellement amicales établies entre les deux empires depuis l'époque des ambassades à

Pékin de Iobrands-Ides en 1693 et d'Ismaïlof on 1719, envoyées par Pierre le Grand ; on sait que dès lors les Russes cultivèrent avec grand soin ces relations sympathiques, qui leur ont assuré des privilèges qu'aucun autre peuple n'est parvenu à obtenir jusqu'à nos jours.

13.   La préparation de l'infusion du thé est chose si connue que nous serions tenté de n'en rien dire, s'il n'y avait à recommander d'utiles précautions dont on ignore assez généralement l'importance. Nous ne parlons pas seulement des conditions nécessaires pour conserver au breuvage toute la finesse de son arôme, c'est-à-dire le choix de l'eau, le moment où il convient de la verser dès les premiers signes de l'ébullition, la dose que comporte une seule infusion, etc. Il y a d'autres soins à prendre, quand on soupçonne le produit imprégné de quelque mélange insalubre, comme l'est quelquefois le thé vert. Au lieu de se contenter d'échauder la théière, il est bon de verser et de décanter rapidement une première eau. On parvient ainsi, sans altérer l'arôme, à entraîner la teinture et les substances nuisibles frauduleusement ajoutées.

14.   Plusieurs savants dont les noms ont acquis une juste célébrité se sont occupés, en Angleterre, en Allemagne, en Suède et en France, de déterminer la composition et la structure des feuilles du thé. On peut citer notamment sir Humphry Davy, Berzelius, Frank, Brande, Mulder, Steinhouse, Péligot, etc. Voici les résultats de l'analyse la plus complète, effectuée par Mulder comparativement sur le thé vert et le thé noir :

	Thé vert	Thé noir
Huile essentielle	0,79	0,60
Chlorophylle	2,22	1,24
Cire	0,28	»
Résine	2,22	3,64
Gomme	8,56	7,28
Tanin	17,80	12,88
Caféine	0,43	0,44
Matière extractive	22,80	19,88

Notes

Matière foncée	»	1,48
Matière colorante	23,60	19,12
Albumine	3	2,80
Fibre cellulose	17,08	28,32
Substances minérales	5,56	5,24
	100	100

Depuis la publication de ces résultats dans le Traité de Chimie organique de M. Liebig, M. Péligot a démontré que les proportions de substances azotées admises par Mulder étaient trop faibles, qu'il fallait porter la caféine à 2 et même 3 pour 100, et les matières azotées neutres albumine, caféine, etc., à 20 centièmes environ. Il a en outre déterminé d'une manière plus exacte les proportions des substances entraînées en dissolution par les première et deuxième infusions de thé.

15.   Certains peuples barbares ont cependant trouvé un curieux procédé pour faire servir le thé à l'alimentation en utilisant les principes les plus alibiles de la plante et en se garantissant de l'action trop énergique en ce cas du principe essentiel. « Le thé, dit Victor Jacquemont, vient à Cachemyr par caravanes au travers de la Tartarie chinoise et du Thibet... On le prépare avec du lait, du beurre, du sel et un sel alcalin amer... En Kanawer, on fait bouillir les feuilles pendant une heure ou deux, puis on jette Veau, et l'on accommode ces feuilles cuites avec du beurre rance, de la farine et de la chair do chèvre hachée. » Il ne peut rester de doute sur la propriété nutritive de ce mélange dépourvu d'arôme délicat ; mais tout Européen partagera sans doute le sentiment du spirituel voyageur, lorsqu'il termine en disant : « C'est un ragoût détestable. »

16.   J'en dois la traduction par extrait à l'un de nos savants botanistes, M. Duchartre, président de la Société botanique de France.

17.   Quant à celles de ces expériences qui sont relatives aux poissons, il faudrait se garder d'en tirer des conséquences applicables à l'homme. Ne sait-on point, par les curieux essais de M. Bouchardat, que tous les poissons meurent dans une eau qui contient une si faible dose d'acide qu'elle serait à peine perceptible

par nos organes, qu'elle se trouve même bien inférieure à l'acidité naturelle des boissons dont nous faisons un habituel usage ? Les expériences de M. A. Mitscherlich n'en auront pas moins d'intérêt aux yeux des physiologistes, qui sans doute voudront les répéter. Voici les détails succincts de ces expériences : une tanche longue de 3 pouces, mise dans une solution qui contenait 1 millième de caféine, est morte en 15 minutes ; une grenouille respirant 22 fois par minute, placée dans un semblable liquide, est morte au bout de 3 heures ; une grenouille respirant 85 fois en une minute, ayant reçu 1/12-9e de gramme de caféine dans du pain, est morte en 6 heures ; un jeune pigeon, ayant pris 1/2-9e de gramme de caféine dans des pilules de mie de pain, est mort au bout de 3 heures 15 minutes.

18.   Le thé a ce qu'on peut appeler sa littérature, et c'est en Hollande qu'on rencontre surtout d'intéressants travaux sur ce sujet. Citons les observations recueillies dès 1640 par le savant médecin hollandais Tulpitis, la Dissertatio potus theœ de l'illustre Linné, l'ouvrage de Cornélius Bontekoe sur l'Excellente boisson du Thé, ouvrage traduit dans toutes les langues et propagé en divers pays par les nombreux agents de la compagnie hollandaise des Indes. En France, le thé a eu aussi ses apologistes, Morisset en 1648, Souquct en 1657. En Angleterre Sydenham, en Allemagne Ettmuller, ont concouru à populariser cette boisson alimentaire, contre laquelle s'étaient vainement élevés Boerhaave et Van-Swieten.

19.   Je dois d'utiles renseignements sur ce sujet à l'obligeant concours de M. de Montigny, notre consul à Shang-haï, ainsi qu'aux écrits d'intrépides et zélés voyageurs français dans l'extrême Orient, MM. Casimir Leconte, Isidore Hedde, Natalis Rondot, Haussmann et Renard.

20.   On remarque cependant sur les marchés des villes chinoises un grand nombre de fromages. En y regardant de plus près, il est facile de reconnaître que dans la confection de ces fromages le lait n'entre pour rien. Ils sont uniquement formés de graines légumineuses haricots, fèves, etc. trempées, réduites en pâte, soumises à une sorte de fermentation qui les désagrège, et développe une odeur légèrement aigre et putride, non sans analogie avec l'odeur de certains fromages européens.

Notes

21.   Les voyageurs ont recueilli une curieuse anecdote qui montre combien ces habitudes d'engraissement des chiens sont générales en Chine. Au moment où, peu d'années avant le voyage de la commission française de 1844, M. de Besplat, capitaine de l'Audacieuse, faisait voile sur cette frégate pour Cherbourg, on vint lui annoncer que parmi le bétail vivant embarqué, les marchands chinois avaient compris un chien, très gras à la vérité. Le capitaine ordonna qu'on lui laissât la vie sauve. L'ordre fut exécuté sans peine, et le chien se montra par d'intelligentes caresses reconnaissant de la grâce qui lui était accordée.

22.   Les marchands de comestibles ne font aucun mystère sur les espèces d'animaux qu'ils livrent aux consommateurs : les rats et les chats avec leurs longues queues, les chiens avec tous leurs attributs sont exposés en vente à tous les regards ; on les voit dépouillés et pendus par le cou aux traverses et montants des boutiques. Beaucoup d'autres viandes sans doute sont consommées en Chine. « Celle de cochon, dit M. Geoffroy Saint-Hilaire, est considérée comme de première qualité, le cheval et le chien sont ce qu'on appellerait parmi nous des viandes de basse boucherie. »

23.   Pour la détermination des différentes parties des poissons, mollusques, etc., introduits dans l'alimentation chinoise, j'ai été heureux de pouvoir recourir à l'obligeance du savant M. Valenciennes, dont on connaît la parfaite compétence en histoire naturelle.

24.   Voluta melo. Originaires des mers d'Afrique, ces volutes ont le pied charnu très gros. On peut les comparer aux escargots que consomment également les Chinois. Depuis longtemps en faveur dans quelques parties de la France, en Bourgogne, en Bretagne, en Provence, les escargots arrivent maintenant en très grand nombre par les voies de fer à Paris, et font presque concurrence aux huîtres.

25.   Les holothuries sont des zoophytes échinodermes qu'on trouve aux bords de la mer, pourvus de suçoirs extensibles et rétractiles ; ils sont partiellement remplis de liquide, et ne ressemblent guère aux animaux comestibles dont l'homme fait habituellement usage dans les différentes contrées de l'Europe.

26.   Il faut remarquer d'ailleurs qu'on trouve en Chine quelques denrées alimentaires moins inconciliables avec le goût européen,

des perdrix, des faisans, des bécasses, etc.

27.   Un des procédés curieux et assez productifs de la pêche en Chine consiste dans remploi de cormorans bien dressés, placés à l'avant des bateaux, mais qui cependant avaleraient toujours leur proie, pêchant ainsi pour leur propre compte, si on ne leur faisait forcément comprendre le sic vos non vobis en leur passant au cou un anneau qui arrête les poissons au passage et permet aux hommes de s'en emparer. On ne laisse pas toutefois le cormoran au dépourvu : il reçoit de temps à autre les rebuts de la pêche.

28.   Le seul épargné de tous ces produits de la pêche chinoise est le cyprinus auratus triloba. Ce poisson bien connu, remarquable par sa vive coloration rose à reflets dorés, comme par sa queue étalée en panache, sert de parure aux salons, où il est conservé dans des vases de porcelaine remplis d'eau limpide, et fait aussi l'ornement des jardins, où il peuple d'élégans viviers.

29.   Willughby, 1676, Ornith. « Ex spuma maria basin scopulorum alluentis tenacem quandam materiam colligunt sive ea baloenarum seu aliorum piscium sit semen, ex qua suos nidos aedificant. »

30.   Voyez les Comptes-rendus de l'Académie des Sciences, 1859, p. 521.

31.   Pour le potage d'une personne, il faut employer un nid et demi pesant 12 grammes et coûtant, dans ce cas, 12 francs.

32.   La marmite à faire cuire le riz est au nombre des ustensiles de ménage qui dans les familles chinoises se transmettent de génération en génération.

33.   Souvent même les repas sont terminés par une dernière ration de riz et précédés, chez quelques grands personnages, par des sucreries plus ou moins abondantes et variées ; ces usages ont peut-être pour but et pour résultat utile d'éviter l'excitation aux excès de table en donnant la première place aux plus sapides et plus agréables aliments. Il résulte en outre de ces habitudes générales que la fabrication de sucreries nombreuses et variées constitue une des plus importantes industries de l'empire, et que de très grandes fortunes ont été acquises par les confiseurs, qui ont des comptoirs dans un grand nombre de cités à la fois. Le bas prix du sucre et la grande abondance des fruits variés en Chine ont énormément

développé la fabrication et la consommation des sucreries de toute nature, et donné lieu à des exportations considérables de préparations alimentaires. La production des fruits confits et autres friandises en Chine dépasse annuellement 300 millions de kilog. La consommation du sucre en Cochinchine est plus considérable encore, par suite du plus bas prix de ce produit, qui coûte seulement 1 sou 1/2 la livre, et de l'habitude générale de l'associer au riz dans l'alimentation ordinaire de la population.

34.   On peut supposer que certains aliments de cette catégorie exciteront une certaine répugnance chez les personnes non habituées à en faire usage. On évitera peut-être cette répulsion, si l'on pousse jusqu'au bout les pratiques habituelles des Chinois, en faisant comme eux hacher très menu toutes les viandes ; de telle sorte, toutes différences de formes entre lièvres, chevreuils, perdreaux, faisans, chiens, chats et rats disparaissent entièrement. Nous devons ajouter que les consommateurs indigènes, comme les étrangers, ont toute facilité dans le choix des formes de ces préparations culinaires, car les rôtisseurs chinois sont très habiles ; ils savent présenter aux acheteurs sous d'appétissantes apparences les animaux rôtis entiers, même très volumineux, tels par exemple que les cochons, qu'ils suspendent à cet effet dans des fours en tôle au-dessus d'un brasier ardent.

35.   Pour se défendre en Chine des influences malsaines du climat, bien plus redoutables que les armées, il faut introduire dans l'alimentation l'usage continuel de l'eau clarifiée, des infusions do thé et des rations suffisamment nutritives, c'est-à-dire contenant des doses bien équilibrées d'aliments féculents ou farineux et de produits azotés ou tirés des animaux. L'usage des viandes conservées devient ainsi indispensable aux Européens qui auraient de la répugnance pour la viande du pays, et, chose singulière, cette branche de l'alimentation européenne est favorisée par la nation qui possède le plus aujourd'hui les sympathies de la Chine. Depuis le siège de Sébastopol, un Français a établi en Crimée, principalement avec le concours des capitalistes russes, une industrie nouvelle qui utilise des débris animaux naguère perdus, et dont les premiers produits, expédiés en France sous forme de conserves alimentaires, viennent d'Être achetés par lé gouvernement français, afin d'être ajoutés aux munitions embarquées pour l'expédition de Chine.

Anselme Payen

ISBN : 978-1543217384